SITZUNGSBERICHTE DER SÄCHSISCHEN AKADEMIE
DER WISSENSCHAFTEN ZU LEIPZIG

Mathematisch-naturwissenschaftliche Klasse
Band 112 · Heft 7

ULRICH FREIMUTH

UMWELTPROBLEME IN DER ERNÄHRUNG

AKADEMIE-VERLAG · BERLIN
1977

SITZUNGSBERICHTE DER SÄCHSISCHEN AKADEMIE
DER WISSENSCHAFTEN ZU LEIPZIG

Mathematisch-naturwissenschaftliche Klasse
Band 112 · Heft 7

ULRICH FREIMUTH

UMWELTPROBLEME IN DER ERNÄHRUNG

Mit 3 Abbildungen und 4 Tabellen

AKADEMIE-VERLAG · BERLIN
1977

Erweiterte Fassung des am 14. 11. 1975 gehaltenen öffentlichen Vortrages

Manuskript eingeliefert am 15. Juli 1976
Druckfertig erklärt am 21. Juli 1977

Erschienen im Akademie-Verlag, 108 Berlin, Leipziger Straße 3—4

Lizenznummer: 202 · 100/520/78
Gesamtherstellung: VEB Druckhaus „Maxim Gorki", 74 Altenburg
Bestellnummer: 762 481 4 (2027/112/7) · LSV 2875
Printed in GDR
DDR 4,— M

INHALT

Savoir pour prévoir,
prévoir pour prévenir.
A. Comte

I. Einleitung

Wie jedermann weiß, bedeutet das Wort „malaria" eigentlich „böse Luft": in Analogie zum „bösen Blick" (malocchio) schrieb man also der feuchten Nachtluft, dem aus dem Boden aufsteigenden giftigen Nebel oder der Sumpfluft krankmachende Eigenschaften zu.

Die Ursache von Pest und Fieber in einer „seuchengebärenden Luftveränderung" zu suchen, entspricht der schon im klassischen Altertum aufgestellten Lehre vom Miasma, einer Lehre, die noch im vorigen Jahrhundert ihre Anhänger hatte. Selbst ein so großer Wissenschaftler wie Pettenkofer glaubte noch 1855 an ein Choleramiasma, das sich aus dem Erdboden verbreite, und sogar Rudolf Virchow hielt noch 1868 die schlechte Lüftung der Krankenzimmer für die Ursache der Ausbreitung des „Typhusmiasmas".

Ähnlich wie die Sumpfluft galt auch der Höhenrauch, der „Haarrauch" als krankmachend und hat als Symbol nahenden Unheils und düsterer Schicksalsdrohung seine dichterische Verwertung in einem der großen Romane des vorigen Jahrhunderts gefunden.

Es ist naheliegend, daß man auch heute der sichtbaren Verunreinigung der Luft durch Industrieabgase, durch die Abgase von Verbrennungsmotoren oder durch die Ofenheizung ganz besondere Aufmerksamkeit schenkt.

Mit der Reinheit der Luft steht wiederum die Reinheit des Regenwassers in Verbindung, da die Verunreinigungen der Luft in das Regenwasser übergehen und mit ihm in den Erdboden gelangen. So bilden Luft, Wasser und Erdboden die wichtigsten „Umweltfaktoren", die für das Wohlergehen des Menschen von überragender Bedeutung sind. Daher ist auch die Reinhaltung von Luft, Wasser und Erdboden durch unser Landeskulturgesetz geregelt worden, das eine weitere Verschlechterung der Umweltbedingungen verhindern soll [1].

Da nun unsere Nahrungsgüter, Getreide, Gemüse, Obst usw., oder die Futtermittel der Nutztiere ebenfalls durch Verunreinigungen von Luft, Wasser und Boden fremde oder schädliche Stoffe aufnehmen können, wird manchmal die Frage gestellt, ob die Lebensmittel nicht auch zu den „Umweltfaktoren" gerechnet werden müßten. Tatsächlich nimmt ja der Mensch täglich etwa 500 g Nahrung zu sich, und da dies während des ganzen Lebens erfolgt, würde auch ein minimaler Gehalt an schädlichen Stoffen durch die chronische Zufuhr unter Umständen toxische Wirkungen hervorrufen.

Man könnte daher Luft, Wasser und Boden als die „primären", die Lebensmittel als die „sekundären Umweltfaktoren" ansprechen, da ihre Reinheit von den allgemeinen Umweltbedingungen abhängig ist.

Aber es gibt keine Gesetzeslücke: wegen der großen Bedeutung der Nahrung für die Erhaltung von Gesundheit und Leistungsfähigkeit sind die erforderlichen gesetzlichen Regelungen durch das Lebensmittelgesetz der DDR [2] getroffen worden: in Lebensmitteln dürfen danach Rückstände von Fremdstoffen oder Pestiziden usw. nur in „technisch unvermeidbaren und gesundheitlich unbedenklichen Mengen" vorhanden sein [3]. Diese Anforderung wird durch das Landeskulturgesetz erleichtert, wenn schon die primären Umweltfaktoren Luft, Wasser und Erdboden vor Verunreinigungen geschützt werden.

Einige Beispiele sollen diese Beziehungen zwischen der Umwelt und der Ernährung des Menschen beleuchten. Dabei ist jedoch zu bedenken, daß es trotz aller Besorgnisse über die Verschmutzung unseres Planeten keinen Grund gibt, in Panik und Weltuntergangsstimmung zu verfallen. Tatsächlich sind manche Probleme nicht so neuartig, wie es auf den ersten Blick erscheint: wenn Rauch und Nebel eine Dunstglocke über unseren Städten bilden, so ist dies zwar auf die Technisierung und Industrialisierung zurückzuführen, aber die Erdhütten in der menschlichen Frühgeschichte waren ohne Zweifel auch von Rauchschwaden durchzogen, nur nahm man dies als unabänderlich hin und wußte vor allem nichts über die Schädlichkeit der Schwelprodukte.

Daß im allgemeinen eine Verbesserung der hygienischen Verhältnisse, eine Fernhaltung von Umweltschäden gelungen ist, könnte man aus der ständig gestiegenen Lebenserwartung der Bevölkerung ableiten, die noch 1870 für männliche Kinder 35,2 Jahre, für weibliche 38 Jahre betrug, während sie heute in der DDR bei 66,2 bzw. 70,1 Jahren liegt [4].

Für die richtige Einschätzung dieser Probleme muß man auch berücksichtigen, daß unser Wissen über die Spurenstoffe sehr viel weiter geht als noch vor einigen Jahrzehnten. Dies ist auf die Entwicklung der chemischen und physikalischen Methoden der Analytik zurückzuführen, die heute eine Erfassung winzigster Spuren ermöglichen.

In welchen Größenordnungen sich die Spurenanalyse bewegt, ergibt sich aus den Maßeinheiten. Normalerweise geben wir Konzentrationen in „Prozent" an, also als g/100 g, oder bei stärkerer Verdünnung in „Promille", g/kg. Aber die zur Diskussion stehenden Spurenstoffe finden sich häufig nur in einer Menge von Milligrammen pro kg. Da 1 kg 10^6 mg enthält, entspricht das einer Verdünnung von $1:10^6$, wofür auch die Bezeichnung „parts per million" (ppm) verwendet wird.

Die exakte analytische Bestimmung von so kleinen Mengen ist schon eine erstaunliche Leistung, aber in vielen Fällen findet sich das Milligramm des Spurenstoffes verteilt in 1 Tonne Substanz. Die Verdünnung beträgt dann $1:10^9$, nach amerikanischem Sprachgebrauch auch als „parts per billion" (ppb) bezeichnet. 1 kg Substanz enthält dann $^1/_{1000}$ mg = 1 Mikrogramm, ein mit bloßem Auge nicht mehr sichtbares Stäubchen.

Die präzise analytische Erfassung von so kleinen Mengen ermöglicht es natürlich, die Anforderungen an die Reinheit der Lebensmittel den toxikologischen Erkenntnissen entsprechend zu steigern oder auch die Einhaltung der entsprechenden gesetzlichen Richtwerte zu überprüfen.

Das Streben des Analytikers nach Steigerung der Empfindlichkeit seiner Methoden entspringt also nicht einer Art von sportlichem Ehrgeiz. Seine Zielstellung läßt sich am präzisesten mit den Worten des vorangestellten Mottos wiedergeben, da jede staatliche oder gesetzgeberische Maßnahme und jeder Gesundheitsschutz zunächst das Wissen und die Vorausschau auf naturwissenschaftlich-analytischem Gebiet benötigt, um vorbeugend wirken zu können.

Die praktische Bedeutung dieses Teiles der Lebensmitteluntersuchung und der Lebensmitteltoxikologie für die Volksgesundheit ist außerordentlich groß: die in den menschlichen Körper gelangenden Schadstoffe, auch die cancerogenen Noxen, entstammen nach Erhebungen der WHO zu 10% dem Wasser, zu 20% der Luft, während trotz aller Bemühungen und der strengen gesetzlichen Anforderungen 70% mit den Lebensmitteln zugeführt werden. –

Dieser Zustand hat eine verständliche Beunruhigung der Bevölkerung ausgelöst. Die durch nicht immer sachkundige Erörterungen in der Presse unterstützten Besorgnisse konzentrieren sich vor allem auf die unübersehbare Verschmutzung der Luft und des Wassers aber auch auf das Einschleppen von Chemikalien in die Nahrung durch die zuweilen übermäßige Verwendung von Pflanzenschutzmitteln, Insektiziden oder anderen Agrochemikalien.

II. Rauchbestandteile: Polycyclische Kohlenwasserstoffe

Die hauptsächlichen Quellen für die Verunreinigungen der Atmosphäre sind die Auspuffgase der Kraftfahrzeuge und der Rauch der Heizungsanlagen und der Industrie. Es handelt sich hierbei um Stoffe, die als Nebenprodukte, also unabsichtlich entstehen und die typische Teerbestandteile enthalten. Der Grad der Luftverschmutzung ist dabei zu etwa 50% den Emissionen aus Verbrennungsmotoren, zu 25% den Heizungsanlagen und nur zu 15% der Industrie zuzuschreiben. Dabei sind aber rauchende Schlote besonders auffällig, und bekanntlich ist die Atmosphäre in Ballungszentren der Industrie häufig sehr stark verunreinigt. Außer der Verminderung der Sonneneinstrahlung durch die ständige Trübung der Atmosphäre mit ihren ästhetischen und gesundheitlichen Nachteilen können Rauch und Nebel auch zur direkten Ursache von Gesundheitsschädigungen und zugleich Quelle einer gefährlichen Verunreinigung der Nahrungsgüter werden.

Dabei soll zunächst außerhalb der Betrachtung bleiben, daß mit den Industrieabgasen häufig schädliche Elemente auf die Umgebung verteilt werden können, wie durch die metallverarbeitende Industrie z. B. Arsen, schweflige Säure oder andere schädliche Stoffe. Die Schädigung des Pflanzenwuchses durch solche Emissionen ist sehr ausgeprägt und ruft entsprechende Abwehrmaßnahmen hervor. Als klassisches Beispiel hierfür kann die Entwicklung im Freiberger Hüttengebiet gelten, die schon 1850 die Gründung einer „Staatlichen Sächsischen Rauchschadenkommission" erforderlich machte.

Für unseren Gesichtspunkt ist wesentlich, daß bei der Verbrennung neben der Bildung von Rauch, Ruß und Teer aber auch Stoffe entstehen, die eine starke cancerogene Wirkung haben. Besonders bekannt ist das 3,4-Benzpyren, das als fettlöslicher Stoff mit einer auffallend starken toxischen Wirkung ausgestattet ist [5]. Dabei besteht eine „Summationswirkung", d. h. der Schadstoff

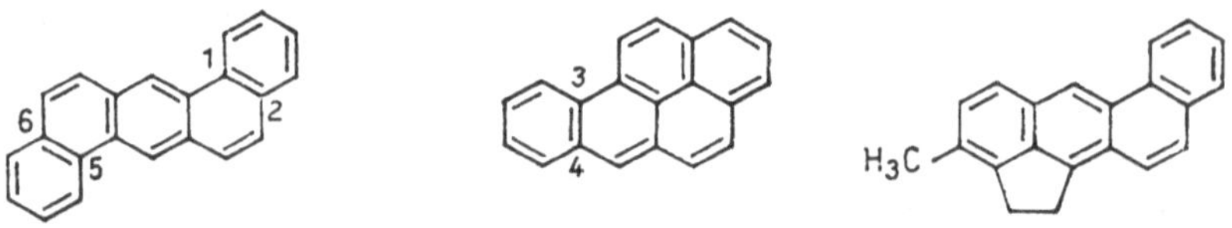

1.2.5.6-Dibenzanthracen *Smp 266°C* — *3.4-Benzpyren* *Smp 179°C* — *Methylcholanthren* *Smp 180°C*

Abb. 1. Polycyclische Kohlenwasserstoffe und 3,4-Benzpyren

wird gespeichert und ruft seine Wirkung erst nach Erreichung einer bestimmten Schwellenkonzentration hervor. Nach Tierversuchen wird geschätzt, daß schon etwa 10 mg für die Auslösung des Krebses ausreichend sind.

Tabelle 1

3,4-Benzpyren in Bodenproben — µg/kg

Seesand	0,8	industriefern
Heidesand	10	
Waldboden	35	
Flußsand	40	
Gartenerde	100–800	
Bushaltestelle	1500	Verkehrseinfluß
Autobahn	3000	
Vorortbahnhof	3000	
Waldboden am Braunkohlenwerk	17500	Industriegebiet
Rasenerde im Teerfabrikgelände	60000	
Rußwerk (am Heizhaus)	bis 10^6	

Tabelle 2

3,4-Benzpyren in Obst und Gemüse (µg/kg Trockensubstanz)

	industriefern	industrienah
Äpfel	0,3 – 0,5	20–30
Beerenfrüchte	2 – 7	24–33
Kohl	6 –12	25–33
Salat	23	150
Möhren	0,5 – 5	30–120
Getreide	0,7	2,2

Das Auftreten des Benzpyrens in der Umwelt und damit auch in landwirtschaftlichen Produkten ist eindeutig vom Rauch der Industrie oder der Verbrennungsmotoren abhängig. Beim Obst und Gemüse kann man daher „industrienahe“ und „industrieferne“ Qualitäten unterscheiden [6].

3,4-Benzpyren entsteht bei dem Verbrennen oder der Verschwelung von organischen Substanzen bei Temperaturen oberhalb 600 °C. Demnach ist bei einer normalen Zubereitung der Lebensmittel nicht mit der Bildung dieses Stoffes zu rechnen, weil auch beim Backen, Grillen oder Braten Maximaltemperaturen von höchstens 220 bis 230 °C erreicht werden. Auch das Frittieren von Lebensmitteln, wobei etwa 230 °C erreicht werden können, verläuft ohne die Bildung von Benzpyren [7]. Dagegen ist mit dem Auftreten dieses cancerogenen Stoffes beim Räucherprozeß zu rechnen. Man findet in geräuchertem Fisch oder geräuchertem Fleisch 0,8–10,5 µg/kg. Im allgemeinen liegt der Gehalt bei 1 µg/kg, und durch die Gestaltung der Technologie lassen sich die schädlichen Mengen vermindern und niedrig halten [8].

In ungarischer Salami und anderen Räucherwaren fand man im Durchschnitt 0,66 µg/kg Benzpyren gegenüber mehr als 40 µg/kg von anderen cyclischen Teerprodukten. Bei einer unzweckmäßigen Technologie stieg der Gehalt an Benzpyren auf im Durchschnitt 4,1 µg/kg an. Auch hier kann also durch eine geeignete Herstellung der Gehalt an Benzpyren gesenkt werden [9]. Dabei ist ferner zu bedenken, daß bei den meisten Räucherwaren, also in Fischen und Würsten, der Gehalt hauptsächlich auf der entfernbaren Haut oder Hülle konzentriert ist und deshalb nicht mit verzehrt wird. Dies ist bei der Auswertung der analytisch gefundenen Zahlen zu berücksichtigen.

Wie stark die Technologie den Gehalt an Benzpyren beeinflussen kann, zeigt folgendes Beispiel: In gerösteten Kaffeebohnen liegt der Gehalt meistens sehr niedrig, bei 0,3 bis 0,5 µg/kg. Dagegen hat man in einem „gesundheitsfördernden“ Malzkaffee vor einiger Zeit 15 µg/kg gefunden. Es stellte sich heraus, daß dies durch eine ungeeignete Technologie bedingt war. Die Herstellung erfolgte durch direkte Erhitzung mit Flammengasen, wobei also die Produkte der

Kohlenheizung mit dem Malzmaterial in Berührung kamen. Mit entsprechenden Veränderungen gelang es, den Benzpyrengehalt des Malzkaffees unter 1 µg/kg zu senken und damit auf einen Gehalt, wie er in Kaffeebohnen auftritt [10].

Eine ähnliche Kontamination erfährt auch das Getreide durch das zur Senkung des Feuchtigkeitsgehaltes auf 14% erforderliche künstliche Trocknen. Dieser Prozeß wird ebenfalls häufig durch direktes Trocknen mit Flammengasen durchgeführt. Während Stadtgas keine nennenswerten Mengen an Benzpyren liefert, erfolgt durch Braunkohlenbriketts eine Steigerung auf das 2- bis 3fache, durch Rohbraunkohle sogar auf das 8- bis 9fache des ursprünglichen Gehaltes [11].

Daß Obst und Gemüse höhere Gehalte an Benzpyren als Räucherwaren aufweisen, erscheint zunächst paradox: die Quellen sind Industrieabgase, so daß vor allem Gemüse mit großer Oberfläche wie Salat oder Blumenkohl aus Anbaugebieten in Industrienähe hohe Gehalte aufweisen. Auch Flugzeuge sind starke Bildner von Benzpyren: pro Minute werden etwa 2—10 mg (!) ausgestoßen. Durch die küchenmäßige Zubereitung der Nahrung wird natürlich immer ein Teil der Fremdstoffe entfernt. Man kann einschätzen, daß durch das Schälen und Kochen etwa 90% eliminiert werden, schon das Abwaschen von rohgenossenem Obst und Gemüse beseitigt etwa 20% der schädlichen Stoffe [12]. Trotzdem nimmt nach Untersuchungen im Zentralinstitut für Ernährung Rehbrücke jeder DDR-Bürger im Laufe seines Lebens 25—85 mg Benzpyren auf — eine besorgniserregende Menge, zumal offensichtlich eine deutlich steigende Tendenz besteht. Die Reinhaltung der Luft erweist sich damit als eine Aufgabe von höchster Dringlichkeit!

Da das Verschwelen organischen Materials die Ursache für die Bildung von Benzpyren ist, tritt dieser Stoff auch im Tabakrauch auf, und zwar bemerkenswerterweise weitgehend unabhängig von der Art des Rauchens, d. h. im Zigarettenrauch ebenso wie im Zigarren- oder Pfeifenrauch. Im Zigarettenrauch findet man bis zu 0,168 µg pro Zigarette. Passivraucher sind dem schädlichen Stoff in gleicher Weise ausgesetzt wie die aktiven Raucher und scheiden im Harn die gleichen Mengen aus wie die Raucher [13]!

Die analytische Bestimmung verwendet die hochempfindliche Fluoreszenzspektrophotometrie, die eine spezifische Erfassung von 3,4-Benzpyren neben anderen Polyaromaten bis zu 0,01 µg/kg ermöglicht [14].

III. Anorganische Giftstoffe

Arsen

Die unbeabsichtigte Verbreitung von schwefliger Säure und schädlichen Elementen haben wir bereits als eine Nebenwirkung der Metallurgie und des von solchen Betrieben emittierten Rauches oder Nebels erwähnt.

Bestimmte Elemente werden aber auch absichtlich oder als technologischer Hilfsstoff in die Umwelt gebracht. Dies gilt zum Beispiel für das *Arsen*, das als Schädlingsbekämpfungsmittel schon von Plinius erwähnt wird. Es ist bis zur Erfindung der organischen Pesticide im Wein- und Obstbau in der Landwirtschaft ausgiebig verwendet worden. Man findet dieses ubiquitär auftretende Element normalerweise in den Ackerböden ungefähr in einer Menge von 10 mg pro kg. Durch die Verwendung von arsenhaltigen Schädlingsbekämpfungsmitteln wird aber der Arsengehalt stark erhöht, so daß man im Kilogramm Ackerboden bis zu 830 mg Arsen finden kann [15]. Bei solchen Gehalten muß damit gerechnet werden, daß Arsen in das pflanzliche Produkt übergeht und schädliche Wirkungen hervorruft, da das Arsen nicht nur akute toxische Wirkungen hat, sondern vielleicht auch eine Wirkung als „Cocarcinogen“ entfaltet. Als anorganische Verbindungen sind Arsenpräparate über Jahrzehnte „persistent“. Deshalb ist die Anwendung von Pariser Grün und anderen arsenhaltigen Schädlingsbekämpfungsmitteln verboten worden, seitdem die organischen Insektizide verfügbar sind.

Blei

In letzter Zeit wird auch der *Blei*gehalt der Umwelt häufig diskutiert. Die Giftigkeit des Bleies ist seit langer Zeit bekannt. Zu Vergiftungen haben schon früher bleihaltige Glasuren keramischer Erzeugnisse oder die Abgabe von Blei aus den Rohren der Wasserleitungen geführt. In Unkenntnis der Zusammenhänge ist sogar das sehr giftige Bleiacetat („Bleizucker“) im Altertum bereits in Ägypten zum „Schönen“ von Wein verwendet worden.

Der Übergang von Blei in das Trinkwasser und gewerbliche Vergiftungen haben im vorigen Jahrhundert zur Aufklärung der Bleivergiftungen geführt.

In der Umgebung von Bleihütten und Akkumulatorenfabriken kann auch heute noch der Bleigehalt relativ hohe Werte erreichen. Auch die Verbrennungsmotoren stoßen beträchtliche Bleimengen aus, ein Pkw z. B. etwa 2,5 g Pb/100 km. So enthält die Stadtluft 1–5 μg pro Kubikmeter, die Luft von Innenräumen dagegen nur 0,2–0,4 μg pro Kubikmeter.

Bei solchen während des ganzen Lebens täglich zugeführten Giftstoffen versucht man die gesundheitlich unbedenkliche Tagesmenge zahlenmäßig festzulegen. Dieser sogenannte ADI-Wert (acceptable daily intake) wird erhalten, indem man die toxisch gerade noch wirkungslose Dosis durch einen Sicherheitsfaktor dividiert, meistens durch 100:

$$\text{ADI} \ (= \text{mg/kg}) = \frac{\text{“no effect level”}}{\text{Sicherheitsfaktor}}$$

Für Blei ist ein ADI-Wert von 350 μg/70 kg festgelegt worden. Die Tageszufuhr mit der Nahrung liegt im Durchschnitt bei 200 bis 400 μg [16]. Hiervon wird aber nur ungefähr ein Zehntel resorbiert. Hinzu kommt noch eine Bleiaufnahme aus der Luft mit etwa 90 μg, so daß die Zufuhr insgesamt noch unter der zulässigen Dosis bleibt. Dagegen muß bei dem von den Verbrennungsmotoren in Atemhöhe emittierten Blei mit einer Absorption von 50% gerechnet werden [17]. Man schätzt, daß die hierdurch aufgenommene Menge zur Zeit 1/10 oder 1/20 des ADI-Wertes erreicht.

Bei weichem Trinkwasser steigt der Bleigehalt im Blut durch Bleiaufnahme aus den Wasserleitungen an: Einwohner Glasgows haben nach 20 Jahren den 10fachen Normalwert des Blutes [18]. Auch glaubt man ein geistiges Zurückbleiben bei Kindern festgestellt zu haben, wenn Schwangere oder Säuglinge Trinkwasser mit > 800 μg Pb/l erhalten. Der zulässige Höchstgehalt liegt nach Festlegungen der WHO bei 100 μg/l. Der Übergang von Blei in die Frauenmilch ist sehr gering, man fand dort im Durchschnitt etwa 0,026 μg pro Liter, und damit ist kein gesundheitliches Risiko gegeben [19].

Tiere vertragen offenbar höhere Dosen als der Mensch, so daß auch das Gras oder Heu aus der Umgebung von Autobahnen bisher für ungefährlich angesehen werden kann [16]. Die Hauptmenge des Bleis tritt dabei naturgemäß im Mittelstreifen und bis etwa 10 m neben der Autobahn auf. Auch Äpfel von Landstraßenbäumen enthielten nach dem Waschen nur 0,21—0,27 mg Blei pro kg, ebenso viel wie Äpfel aus Plantagen. Der in der DDR für Obstkonserven in Dosen geltende Höchstwert von 0,5 mg/kg wurde nirgends erreicht [20]. Dagegen kann der Bleigehalt in Büchsenmilch manchmal höhere Werte erreichen, was von der Art des bleihaltigen Lötzinns abhängig ist. Im Durchschnitt findet man etwa 0,2—1 mg/kg, während die FDA-Toleranz 0,3 mg/kg beträgt.

Quecksilber

Auf die Gefährlichkeit des Quecksilbers in der Umwelt wurde die Weltöffentlichkeit in nachdrücklichster Weise durch eine zunächst rätselhafte Massenerkrankung in japanischen Fischerfamilien hingewiesen: fast 400 Menschen erkrankten, 68 starben. Diese „Minamata-Krankheit“ war durch den relativ hohen Quecksilbergehalt (5—20 mg/kg) der als Hauptnahrungsmittel verzehrten Fische hervorgerufen worden. Das Quecksilber stammte aus Industrie-Abwässern, die seit den 40iger Jahren in rücksichtsloser Weise in das Meer abgelassen wurden. Durch die Überführung in organische Bindung im Plankton und den üblichen Weg über kleinere Fische zu größeren Fischen gelangte das Gift schließlich zum Menschen, dem Endglied in der „Nahrungskette“.

Auch in der Landwirtschaft verwendet man Quecksilber in bestimmten Saatgutbeizmitteln, aus denen es wegen seiner Flüchtigkeit in die Luft übergeht und sich in der Atmosphäre verteilt. Dies zeigt sich überraschenderweise an dem zunehmenden Quecksilbergehalt des Grönlandeises, also weit entfernt vom Ort der Anwendung [21]:

Im Jahre:	800 v. d. Z.	1915	1960	1965
ng/kg:	62	75	89	98

Für die geringen Gehalte an Quecksilber vor dem Industriezeitalter dürfte die Quecksilberausscheidung bei Vulkanausbrüchen verantwortlich zu machen sein.

Die in der Landwirtschaft eingesetzten Quecksilbermengen sind aber relativ gering, da man pro Hektar nur 4—5 g Quecksilber verwendet.

Man erkennt jedenfalls hieraus, daß ein flüchtiger Stoff sich durch die Lufthülle über den ganzen Erdball verteilen kann, und wenn auch die Gesamtmasse der Atmosphäre 5×10^{15} to beträgt, so ist doch die Luft nicht zur Aufnahme von unbegrenzten Abfallmengen geeignet. — Dies gilt auch für flüchtige synthetische Chemikalien von hoher Beständigkeit (Persistenz) [22].

Als weitere wesentliche Ursache des Quecksilbergehaltes in der Umwelt kommt die Technologie der Holzverarbeitung in Betracht. Das hier eingesetzte Quecksilber gelangt in die Flüsse und damit in das Meer, was letzten Endes durch die Nahrungskette zu einer Quecksilberanreicherung der Fische, vor allem der Raubfische, wie Thunfisch oder Hai, führen muß. Es ist dabei zu erwarten, daß Fische aus der relativ flachen und vom Ozean abgeschlossenen Ostsee, die außerdem von stark industrialisierten Anrainerstaaten umgeben ist, eher einer Kontamination unterliegen werden, als Fische, die z. B. in Polynesien gefangen wurden.

Daß die in der Holztechnologie verwendeten Quecksilbermengen nicht unbedingt notwendig waren, könnte man aus dem Rückgang des Quecksilbereinsatzes seit der Aufklärung dieser Zusammenhänge schließen. So sank in Schweden der Quecksilberverbrauch von 40 t im Jahre 1969 auf 3 t im Jahre 1974 [23]! Davon gelangen etwa 2,5 t in die Luft und 0,5 t in das Wasser.

Da der Mensch am Ende der Nahrungskette steht, versucht man, den zulässigen Quecksilbergehalt von Fischen und Schalentieren gesetzlich festzulegen, was aber bisher noch zu keiner internationalen Abstimmung geführt hat. Als ADI-Wert wurden 0,4 μg/kg $\times$ Tag vorgeschlagen (Schweden). Als zulässige Höchstgrenze für Fische und Schalentiere legte die WHO 0,5 mg/kg fest. Diesen Richtwert hat außer den USA auch die Schweiz vorgesehen, während Frankreich und Italien 0,7 mg/kg, die BRD 1,0 und Norwegen 1,5 mg/kg für zulässig erachten.

Nach den umfangreichen Erhebungen mit Hilfe hochempfindlicher und spezifischer Bestimmungsmethoden (Atomabsorptionsspektrometrie) werden jedoch die Toleranzgrenzen (nach FAO/WHO 1,2 mg pro Monat) noch nirgends erreicht. Die tatsächliche Quecksilberaufnahme dürfte bei 0,2 mg pro Monat liegen [24], so daß eine unmittelbare Gefährdung der menschlichen Gesundheit nicht zu bestehen scheint [25].

Cadmium

Ähnlich verhängnisvolle Vergiftungen wie durch Quecksilber sind auch von dem chemisch nahe verwandten *Cadmium* bekannt geworden (Itai-Itai-Krankheit in Japan). Eine so generelle Gefährdung der Volksgesundheit wie bei den bisher besprochenen Schadstoffen scheint aber auch für das Cadmium glücklicherweise nicht gegeben zu sein, obwohl es ein wichtiges Werkmetall ist (Korrosionsschutz, Pigmente u. a.).

IV. Pestizide: Chlorierte Kohlenwasserstoffe

Im Vergleich zu den arsen-, quecksilber- oder kupferhaltigen Schädlingsbekämpfungsmitteln hat die Erfindung der organischen Pestizide einen außerordentlichen Fortschritt gebracht. Durch ihre spezifische Wirkung ist es nicht nur gelungen, Pflanzen vor Schädlingen zu schützen und den Ertrag der Landwirtschaft zu steigern und zu sichern, sie haben auch die Bekämpfung der Malaria und anderer gefährlicher Krankheiten ermöglicht.

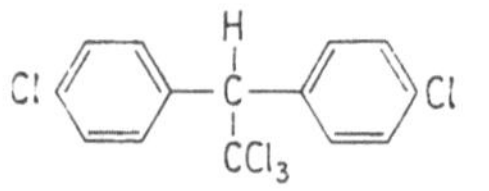

DDT = Dichlordiphenyltrichloräthan = 1,1,1-Trichlor-2,2-bis(p-chlorphenyl)äthan

Das DDT ist nur einer der etwa 1000 Stoffe und Stoffmischungen, die gegen Unkraut, Insekten, Schimmelpilze oder Nagetiere angewendet werden und deren Rückstände in die Nahrung gelangen können. Von den vielen verwendeten chemischen Stoffen besitzen glücklicherweise nur etwa 80 infolge ihrer „Persistenz" als „Rückstandsbildner" Bedeutung. Die beim DDT aufgetretenen Probleme können aber als Musterbeispiel für den Gesamtkomplex des Agrochemikalieneinsatzes gelten. In diesem Beispiel zeigt sich zugleich auch besonders deutlich das Schwanken menschlicher Meinungen und die Lückenhaftigkeit unserer wissenschaftlichen Erkenntnisse.

Vor der Einführung des viel diskutierten Pestizides DDT schätzte man, daß pro Jahr etwa 200 Mill. Menschen an Malaria erkrankten und 2 Mill. starben. In verhältnismäßig kurzer Zeit ist die Beseitigung dieser Krankheit gelungen. Mit Recht ist deshalb dem Erfinder des DDT, Paul Herrmann MÜLLER, im

Jahre 1948 der NOBEL-Preis verliehen worden, bemerkenswerterweise für Medizin und Physiologie, obwohl seine Erfindung auch für die Landwirtschaft größte Bedeutung hat.

Die Synthese des DDT wurde im Jahre 1939 durchgeführt, im Handel befindet sich das Präparat seit 1942. Aber 20 Jahre später hat das berühmte, wenn auch häufig wieder kritisierte Buch von Rachel CARSON: „Silent Spring" die Aufmerksamkeit auf Nachwirkungen des DDT gelenkt, die man nicht erwartet hatte.

Die Ursache dieser unerwünschten Wirkungen ist die große chemische Beständigkeit des DDT, die zunächst als Vorteil angesehen wurde. Für die Landwirtschaft bedeutet dies, daß man mit *einer* Dosis für einen sehr langen Zeitraum einen Schutz gegen Insekten bewirken kann, weil die Wirkung sehr lange anhält. Heute aber wird diese Beständigkeit als „Persistenz" gerade als nachteilig empfunden: der persistente Stoff reichert sich im Erdboden an, gelangt in die landwirtschaftlichen Produkte oder in das Wasser und damit auch in die Lebensmittel. Bei einer gewissen Flüchtigkeit kann außerdem die Verdampfung ähnlich wie beim Quecksilber zu einer Verbreitung durch die Atmosphäre und damit zu einem universellen Auftreten führen. Tatsächlich sind das DDT und seine Abbauprodukte trotz des erst seit 1942 in größerem Maße erfolgten Einsatzes bereits über die ganze Erde verteilt, und man kann DDT bzw. seine Umwandlungsprodukte nicht nur in allen Menschen sondern auch in Pinguinen der Antarktis oder an sonstigen entlegenen Stellen nachweisen. Es stellt also bereits einen „normalen" Bestandteil unserer industrialisierten Umwelt dar [26].

Die sensationellen Angaben des Buches „Silent Spring" beruhen im wesentlichen auf Beobachtungen an Raubvögeln: Das DDT ist nicht nur chemisch außerordentlich beständig, sondern auch sehr gut in Fetten löslich. Es wird daher wegen seiner Fettlöslichkeit im Körperfett gespeichert. So gelangt es von marinen Kleinlebewesen durch die Nahrungskette in die Fische und vor allem in fischfressende oder vögelfressende Raubvögel und reichert sich in deren Körperfett an. Bei diesen Vögeln ruft DDT oder eigentlich sein Abbauprodukt DDE offenbar eine Störung des Calciumstoffwechsels [27] hervor, so daß die Schalen der Eier sehr dünn werden und beim Brüten zerdrückt werden können. Die Gewichtsabnahme der Eier und Verminderung der Schalendicke trat gleichzeitig bei zahlreichen wildlebenden Vogelarten seit dem Ende der vierziger Jahre auf und hat seitdem angehalten [28, 29]. Dadurch ist bei vielen Spezies eine drastische Verminderung erfolgt, die biologisch eine schwere Störung der ökologischen Verhältnisse darstellt.

Fische zeigen eine besondere Empfindlichkeit gegen DDT, so daß eine übermäßige Anwendung chlorierter Kohlenwasserstoffe in der Landwirtschaft zum Fischsterben führen kann, wenn das Pestizid aus dem Ackerboden in Seen und Flüsse ausgeschwemmt wird. Außerdem wird durch das Ablaufwasser u. U.

das Frischwasser kontaminiert [30]. Man schätzt, daß durch solche Katastrophen im Jahre 1970 etwa 50 Millionen Fische umgekommen sind. Die Fische der großen amerikanischen Seen weisen häufig Pestizidrückstände auf, die die FDA-Toleranzen überschreiten. Bei den Fischen erfolgt die Wirkung des Giftes über das Zentralnervensystem, so daß nach anfänglicher Erregung eine Lähmung und der Tod der Tiere eintritt [31].

Obwohl die toxische Wirkung bei Fischen oder die eigentümliche Wirkung der Schalenverdünnung bei Vögeln keine sicheren Schlüsse auf die Toxizität beim Menschen zulassen, ist man trotzdem bemüht, den Einsatz des DDT einzuschränken. Eindeutige toxische Effekte beim Menschen sind weder bei beruflicher Überdosierung noch in Versuchen an Freiwilligen festzustellen gewesen. Manche Länder haben jedoch vorsichtshalber seinen Einsatz bereits verboten. Der Verzicht auf das DDT wird dadurch erleichtert, daß Insekten in zunehmendem Maße DDT-resistent werden. Schon 1946, also bald nach der Einführung des DDT, wurde eine solche Resistenz (in Schweden) beobachtet und 20 Jahre später waren bereits mehrere hundert Arten resistent [32].

Die Verwendung anderer Pestizide anstelle des DDT bereitet in der Landwirtschaft Schwierigkeiten, da es bemerkenswert günstige Eigenschaften aufweist: es war das erste und beste Mittel! Bei der Bekämpfung der Möhrenfliege gilt es sogar als unersetzlich. Trotzdem ist man wegen der gesundheitlichen Bedenken bemüht, andere Insektizide zu finden. Angestrebt wird dabei eine höhere akute Toxizität, aber geringere Persistenz. Damit könnte erreicht werden, daß relativ geringe Mengen pro Hektar eingesetzt werden müssen, die die Schädlinge beseitigen. Bei einer geringeren Persistenz würden die eingesetzten Pestizide dann während einer gewissen Karenzzeit vor der Ernte abgebaut werden und verschwinden. Als Ersatz für das DDT und andere chlorierte Kohlenwasserstoffe kommen hauptsächlich die phosphororganischen Insektizide in Betracht [25].

Zu den Bedenken gegen das DDT hat erheblich beigetragen, daß das Körperfett aller Menschen DDT bzw. seine Abbauprodukte enthält. In der Frauenmilch war es bereits 1951 in mehr als 90% der Proben mit Durchschnittswerten von 0,05 bis 0,26 mg/l nachzuweisen [33]. Man findet heute im Fettgewebe des Menschen 2—12 mg/kg DDT, die Zufuhr erfolgt — infolge seiner Fettlöslichkeit — zu 70% mit tierischen und zu 25% mit pflanzlichen Lebensmitteln. Die restlichen 5% werden mit dem Wasser oder der Luft in den Organismus gebracht [34].

Bei gesteigerter beruflicher Exposition sind sogar Mengen von 122—684 mg pro kg beobachtet worden, ohne daß deshalb klinische oder subjektive Symptome zu verzeichnen gewesen wären [35]! Die toxikologische Situation wird durch die auftretenden Abbauprodukte naturgemäß sehr kompliziert und unübersichtlich [36]. Eine Gefährdung könnte bei der Einschmelzung der Fett-

Tabelle 3

Durchschnittliche Gehalte an Gesamt-DDT im Depotfett der Bevölkerung verschiedener Länder (mg/kg)

		Gesamt-DDT
England	1965	2,6
Belgien	1966	3,3
Niederlande	1964	3,9
Bundesrepublik	1970/71	4,3
Frankreich	1961	5,1
USA	1962/66	9,6
Jugoslawien	1969	11,5
Ungarn	1970	12,1
DDR	1966/67	13,1
Italien	1966/69	13,3
Israel	1965/66	17,1
Polen	1966/68	23,5
Indien	1964	26,0

depots im Hunger oder bei ähnlichen äußeren Anlässen eintreten, da das im Fett gespeicherte DDT oder seine Produkte hierdurch mobilisiert werden und schlagartig in höherer Konzentration im Plasma und in Geweben auftreten würden.

In den USA fand man schon im Jahre 1963 als Durchschnittswert 10 mg/kg, und es war festzustellen, daß die Werte seit den fünfziger Jahren, also nach dem ersten Einsatz des DDT, in raschem Anstieg begriffen waren. Aus vielen Ländern sind ähnliche Werte bekannt geworden. Vor allem in tierischen Lebensmitteln treten sehr häufig beträchtliche Mengen DDT auf. Die Ursache ist die Persistenz des DDT in der Nahrungskette und seine ausgeprägte Fettlöslichkeit, so daß es bevorzugt mit den fettreichen Lebensmitteln wie etwa Eiern oder Milch in den menschlichen Körper gelangt.

Auch Säuglinge weisen in ihrem Körperfett bereits den hohen Gehalt von 7 mg/kg auf [37], da die Frauenmilch durch Mobilisierung von im Körper gespeicherten Rückständen während der Lactation [38] 10mal mehr DDT als die Kuhmilch enthält [39]. Dieser Befund hat natürlich die gegen das DDT geäußerten Bedenken verstärkt, obwohl das bloße Vorhandensein eines fremden Stoffes auch im Körperfett oder in der Frauenmilch zunächst nichts über seine Toxizität aussagt.

Eine wesentliche Quelle für den Gehalt des menschlichen Fettes an chlorierten Kohlenwasserstoffen stellen die im Haushalt verwendeten Sprühdosen dar, deren Gebrauch gegen Fliegen, Mücken oder Motten zwar außerordentlich bequem ist, aber doch eine weitere Zufuhr von Pestiziden bewirken kann. Die versprühten Pestizide werden naturgemäß in der Wohnung verteilt und auch später als Staub eingeatmet und resorbiert. Der Rückstandsgehalt im Fettgewebe von solchen Personen ist daher 3—4mal höher als bei weniger exponierten Vergleichspersonen [40].

Es wäre unrealistisch, die Forderung aufzustellen, daß man auf den Einsatz der Pestizide, d. h. der chemischen Mittel zur Bekämpfung von Insekten, Unkraut, Schimmel oder Nagetieren, verzichten sollte. Die Verluste in der DDR durch derartige Schädlinge werden mit ungefähr 1,5 Milliarden Mark pro Jahr veranschlagt. Man muß berücksichtigen, daß in der Landwirtschaft durch Pflanzenkrankheiten etwa 10,8% der produzierten Güter verlorengehen und durch Schädlinge weitere 7,8%. Das bedeutet einen jährlichen Verlust von 33 bis 65 Mill. t Brotgetreide, mit dem man eine entsprechende Zahl von Menschen oder Tieren hätte ernähren können. Ein Verzicht auf die Pestizide würde es unmöglich machen, die heutigen hohen Erträge der Landwirtschaft aufrecht zu erhalten. Es muß vielmehr als dringliche Aufgabe angesehen werden, besser wirkende Pestizide zu entwickeln, die die Verluste weiter einschränken, ohne aber die menschliche Gesundheit zu gefährden.

Diese Überlegungen treffen nicht nur für den einzelnen Staat zu, sondern auch für die Entwicklung auf der gesamten Welt, wenn man bedenkt, daß im Jahre 2000 etwa 7 oder 8 Milliarden Menschen ernährt werden sollen. Nicht ein Verzicht auf die chemischen Mittel in der Landwirtschaft, sondern ihre weitere Verbesserung durch Steigerung ihrer Wirksamkeit und Spezifität unter Verminderung ihrer Beständigkeit muß das Ziel sein [25].

In der DDR gibt es ein Stufenprogramm (vom 15. Juli 1970) zur Überwachung der Importe und der Eigenproduktion. Hierdurch wird einer übermäßigen Verwendung von DDT entgegengewirkt und ein allmählicher Ersatz des DDT durch andere geeignete Stoffe vorbereitet. Die zulässigen Grenzwerte sind gesetzlich genau festgelegt [41].

Wie sich bei der Überwachung der Lebensmittel ergeben hat, kann mit Beruhigung festgestellt werden, daß 66% der untersuchten Lebensmittel keine nachweisbaren Mengen von Pestiziden aufwiesen. Nur in 20% der Fälle, im allgemeinen in importierten Gütern, wurde eine Überschreitung der Toleranzgrenze ermittelt. Auch bei einer ausgedehnten Untersuchung über den Gehalt an chlororganischen Insektiziden der Gemeinschaftsverpflegung ergab sich ein Auftreten solcher Rückstände in nur 29% der Proben, wobei der Gehalt im Mittel zwischen 0,05 bis 0,1 mg/kg betrug. Diese Mengen liegen unterhalb der Grenze einer Gefährdung der Gesundheit [25].

Auch andere chlorierte Kohlenwasserstoffe fanden die Aufmerksamkeit der Rückstandsforschung. Zu nennen ist hier das *Hexachlorbenzol* [42], das als Saatgutbeizmittel verwendet wird. Trotz der Verwendung relativ geringer Mengen findet es sich ähnlich wie das DDT im menschlichen Depotfett, in der

Muttermilch, in Vögeln, Fischen und Muscheln [25]. Rätselhaft war zunächst das verbreitete Auftreten der polychlorierten *Biphenyle* („PCBs") im Fett von Raub- und Seevögeln und ihr hoher Gehalt in der Muttermilch [43].

Die PCBs, eine Gruppe von etwa 40 Einzelkomponenten, sind nicht als Agrochemikalien verwendet worden [44], sondern u. a. als Weichmacher für Lacke, in Druckfarben und in der Elektrotechnik, also als technische Hilfsstoffe. Auch sie verbreiten sich wegen ihrer hohen chemischen Beständigkeit über den gesamten Erdball und stellen „ubiquitär auftretende Fremdstoffe" dar, die im Fett von Vögeln und Fischen ebenso zu finden sind wie im menschlichen Fett und in der Muttermilch. In Seefischen kann ihre Menge zehnmal größer sein als die des DDT. Ihre quantitative Bestimmung und Abgrenzung von den übrigen chlorierten Kohlenwasserstoffen hat erhebliche analytische Schwierigkeiten bereitet.

Sowohl beim DDT wie bei den anderen chlorierten Verbindungen ist es leichter, analytisch ihre Anwesenheit festzustellen, als Aussagen über ihre gesundheitliche Bedeutung zu machen.

V. Mykotoxine

Nicht nur aus den Abgasen der Verbrennungsmotoren und der Industrie oder durch die Verwendung von Agrochemikalien und durch deren Rückstände können schädliche Stoffe in die Nahrung gelangen. Auch biologische Umweltfaktoren können zur Vermehrung der Risikofaktoren führen, und gerade sie bilden ganz außerordentlich giftige Substanzen [45].

Es ist bekannt, daß sich bei der Aufbewahrung und Vorratshaltung auf manchen Lebensmitteln Schimmelbeläge bilden können. Im allgemeinen mißt man dieser Erscheinung wegen ihrer Trivialität keine besondere Bedeutung bei, da Brot oder Obst zum Verschimmeln neigen. Man begnügt sich im Haushalt damit, die verschimmelten Partien zu entfernen und verzehrt den Rest. Dies ist in bestimmten Fällen jedoch nicht ohne Risiko.

Daß Schimmelpilze toxische Stoffe ausscheiden können, wurde im Jahre 1960 durch ein katastrophales Massensterben von Truthühnern in Großbritannien deutlich gemacht, wobei über 100000 Tiere eingegangen sein sollen. Als Ursache dieses Massensterbens konnte man verschimmelte Erdnüsse ermitteln. Der Schimmelpilz ließ sich als *Aspergillus flavus* identifizieren, deshalb wurde der von ihm gebildete Giftstoff Aflatoxin genannt.

Die als Toxinbildner gefährlichen Aspergillusarten gedeihen vor allem auf vegetabilischen Materialien, also besonders auf Getreide, Brot oder Nüssen. Natürlich kann das Verschimmeln auch durch *Penicillium*, *Mucor* und andere Arten hervorgerufen werden, die jedoch keine Toxine bilden. Bei systematischen Untersuchungen hat man festgestellt, daß auch nicht alle Aspergillen

Aflatoxinbildner sind. Die widersprüchlichen Angaben der Literatur sind vielleicht auf eine biologische Variabilität zurückzuführen [46, 47].

Man hat beobachtet, daß die Bantu-Stämme in Süd-Afrika eine besonders hohe Häufigkeit von Leberkrebs aufweisen (etwa 100mal häufiger als in Dänemark) und kann andererseits feststellen, daß das Verzehren von verschimmeltem Getreide dort üblich ist. Es besteht also offensichtlich eine enge Korrelation zwischen der Zufuhr von verschimmelten Nahrungsmitteln und der Entstehung des Leberkrebses. Allerdings setzt die Bildung von Aflatoxin höhere Temperaturen (30° C) und eine hohe Feuchtigkeit im Getreide voraus (19–20%), was erst bei einer relativen Luftfeuchte von 85–89% eintreten kann. Da bei uns das Getreide auf niedrigere Feuchtigkeitsgehalte getrocknet wird, ist mit einer Gefährdung nicht allgemein zu rechnen, während bei Materialien aus dem Tropengürtel die Gefahr der Toxinbildung besonders groß ist [48].

Die Aflatoxine stellen das stärkste bekannte Cancerogen dar und übertreffen in ihrer Wirksamkeit die bisher genannten Stoffe. Bereits 10 μg/Ratte lösen Leberkrebs aus. Bei geringerer Dosis treten nach längerer Zeit Organschäden in Erscheinung, ferner sind Mißbildungen an Föten oder auch Mutationen zu beobachten. Die Empfindlichkeit der Tierspezies ist offenbar gleich groß und der typische Leberkrebs tritt ebenso beim Schwein und Rind, bei der Ratte, dem Affen oder dem Menschen wie bei Puten auf.

Der analytische Nachweis war relativ einfach zu führen, da die Aflatoxine im UV eine typische blaue bis grüne Fluoreszenz (bei 365 nm) ergeben [49, 50]. Die analytische Bestimmung erfolgt daher durch Dünnschichtchromatographie und Fluoreszenzmessung.

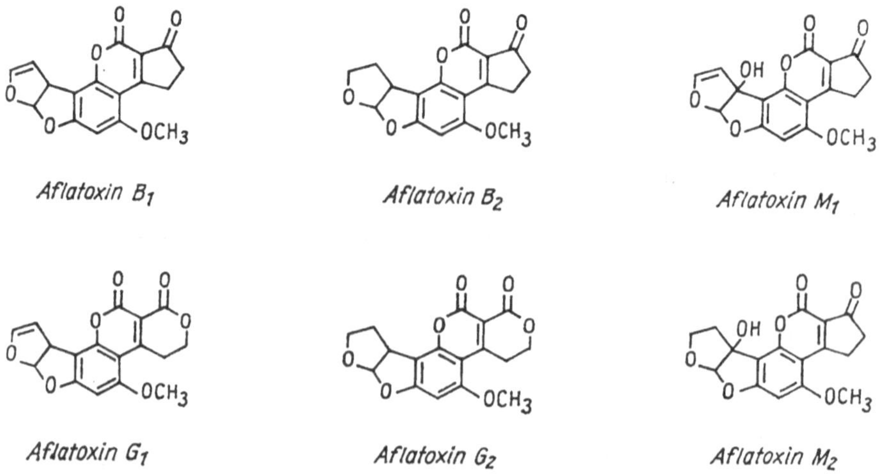

Abb. 2. Formeln der Aflatoxine

Die Struktur wurde 1964 aufgeklärt, und es hat sich gezeigt, daß es sich um eine Gruppe von ähnlich gebauten Substanzen handelt.

Die Aflatoxine können auch in die Milch übergehen und werden in dieser ausgeschieden (Aflatoxin M). Bei einer Untersuchung dieser Zusammenhänge ergab sich, daß über 20% der untersuchten Milchproben Aflatoxin enthielten, wobei der durchschnittliche Gehalt allerdings bei nur 1,5 μg/l lag [51]. Untersuchungen von Tierfutter zeigten ebenfalls, daß ungefähr 12% der Proben nachweisbare Mengen von Aflatoxin enthielten, auch in handelsüblichen Futtermischungen fand man noch 7% der Proben positiv. Größere Mengen traten dabei allerdings relativ selten auf: über 100 μg/kg nur in 4,2%, über 1000 μg pro kg in 2% der Fälle [52]. — Ähnliche Resultate ergaben auch Untersuchungen der Maisernte in Missouri. Auch hier zeigten etwa 20% der Proben einen Aflatoxingehalt von mehr als 20 μg/kg [53].

Als Testobjekt für die toxikologische Prüfung (akute Toxizität: LD_{50} = 250 μg/kg Ente [46]) benutzt man Entenküken, die besonders empfindlich reagieren. Bereits 2 μg/Küken rufen tödliche Vergiftungen hervor, wobei Leberschädigungen, innere Blutungen und ähnlich schwere Symptome auftreten. Für die Ratte beträgt die LD_{50} 7,2 mg/kg bei peroraler Zufuhr. Allgemein kann als chronische tödliche Dosis für Vögel und Säugetiere eine Menge von 0,5 mg/kg angesehen werden [48].

Als Ursache dieser außerordentlich starken Giftwirkung hat man ein Eingreifen des Aflatoxins in die Biosynthese der Proteine verantwortlich gemacht, wobei offenbar der Reaktionsschritt der Transskription gestört wird [54]. Andere Autoren vermuten dagegen eine Störung des Elektronentransportes bzw. der oxydativen Phosphorylierung [55]. Auf jeden Fall handelt es sich also um eine Vergiftung grundlegender Reaktionen im biochemischen Geschehen der Zelle.

Trotz dieser Giftigkeit hat die FAO aus praktischen Gründen für die Aflatoxine eine Toleranz von 30 μg/kg in Lebensmitteln vorgesehen, da in den jungen Nationalstaaten eine völlige Freiheit von Aflatoxin praktisch nicht zu realisieren ist. Für unsere Verhältnisse erscheint diese Toleranz reichlich hoch gegriffen, da — wie erwähnt — schon 10 μg im Rattenversuch Leberkrebs auslösen [56].

Da es zahlreiche Käsearten gibt, deren Reifung durch eine oberflächliche oder zuweilen auch in die Tiefe gehende Ausbildung von Schimmelrasen herbeigeführt wird, sei darauf hingewiesen, daß sorgfältige und ausgedehnte Untersuchungen die Unschädlichkeit dieser „Edelschimmelkulturen" nachgewiesen haben [51]. Sie gehören auch im allgemeinen zur Art *Penicillium*, nicht zu den Aspergillen.

Man kennt etwa 150 Arten von Schimmelpilzen, die als Lebensmittelverderber Bedeutung besitzen, davon bilden etwa 100 solche toxischen Stoffe. Diese werden insgesamt als Mykotoxine bezeichnet. [57]

Manche dieser Mykotoxine stehen trotz andersartiger chemischer Struktur in ihrer Giftigkeit den Aflatoxinen nicht wesentlich nach. Von ihnen sollen die *Ochratoxine* genannt werden. Während die LD_{50} bei den Aflatoxinen für ein-

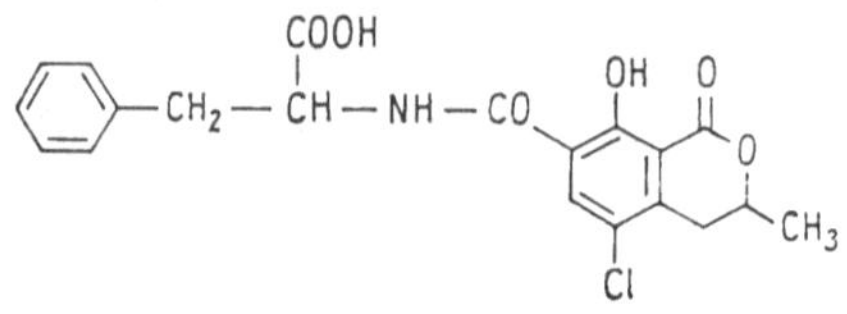

Ochratoxin A

tägige Entenküken 250 µg/kg Ente und bei Ratten 7,2 mg für männliche, aber 17,9 mg für weibliche Tiere beträgt, liegt die Dosis bei den Ochratoxine für beide Geschlechter einheitlich bei 20 mg/kg Ratte.

Wegen der besonderen Gefährlichkeit der Mykotoxine ist ihrer Erforschung in den letzten Jahren große Aufmerksamkeit geschenkt worden, zumal hier ein so eindeutiger Zusammenhang zwischen der Toxinbildung in der Nahrung und der Giftwirkung besteht. Die analytische Bestimmung der Aflatoxine kann wegen der kräftigen Fluoreszenz im ultravioletten Licht mit hoher Spezifität und großer Empfindlichkeit durchgeführt werden, da hierdurch auch der Befall einzelner Getreidekörner oder Erdnüsse erkennbar ist.

VI. N-Nitrosamine

Die ersten Hinweise auf die Giftigkeit der N-Nitrosamine erhielt man bereits 1954 durch gewerbliche Vergiftungen, weil einige Mitglieder dieser Stoffklasse für technische Zwecke eingesetzt worden sind. Bis heute bereitet aber die Aufklärung der Entstehung von Nitrosaminen in der Nahrung oder in der Umwelt nach wie vor Schwierigkeiten.

Die grundlegenden und umfassenden Arbeiten über die Toxizität der Nitrosamine sind H. DRUCKREY u. Mitarb. [58] zu verdanken. Sie synthetisierten zahlreiche Verbindungen dieser Gruppe und überprüften ihre Toxizität im Tierversuch. Dabei zeigten die Nitrosamine eine stark cancerogene Wirkung, die außerdem in Abhängigkeit von der chemischen Konstitution eine bemerkenswerte Organspezifität aufwies. So kann die Giftwirkung in selektiver Weise z. B. die Leber, den Oesophagus oder die Lunge betreffen. Bei einer Dosierung von 15 mg/kg Ratte erfolgt innerhalb von 4 bis 12 Tagen der Tod der Versuchstiere. Im Krankheitsbild tritt dabei besonders die Lebernekrose hervor. Die Wirkung kann auch durch Einatmung ausgelöst werden, was für die experimentelle Bearbeitung besondere Gefahren mit sich bringt. Hunde erweisen sich hierbei als sehr empfindlich, da eine Konzentration von 16 mg/kg bereits tödlich wirkt, während Nagetiere bei dieser Versuchsart erst durch 50—75 mg/kg getötet werden. Es handelt sich also um eine Gruppe von hochtoxischen, besonders gefährlichen Substanzen.

DRUCKREY u. Mitarb. haben auch als erste auf die Möglichkeit des Auftretens von Nitrosaminen in Lebensmitteln hingewiesen (1967).

Nitrosamine können grundsätzlich aus sekundären oder auch tertiären Aminen durch Reaktion mit salpetriger Säure bzw. Stickoxiden gebildet werden. Mit ihrem Aufreten ist daher überall zu rechnen, wo durch Verbrennungsprozesse Stickoxide entstehen können, also auch in der Luft oder im Tabakrauch.

Nach umfangreichen eigenen Untersuchungen [59] ist ein Auftreten in der Luft offenbar nicht von Bedeutung, selbst an Verkehrsknotenpunkten mit entsprechend starker Belastung durch Auspuffgase bleibt die Konzentration an Nitrosaminen minimal. Vielleicht wird die an sich mögliche Bildungsreaktion durch die Spaltung infolge der UV-Strahlung überkompensiert.

Toxizität von Nitrit und Nitrat

Für das Vorhandensein von N-Nitrosaminen in Lebensmitteln ist es naheliegend, einen Zusammenhang mit der Verwendung von Nitrat (Salpeter) oder Nitrit bei der Herstellung bestimmter Erzeugnisse anzunehmen [60]. Beide Salze werden zum Pökeln von Fleisch und für das „Umröten" einiger Wurstarten angewandt. Die Herstellung von Pökelfleisch stellt eines der ältesten Verfahren der Haltbarmachung von Fleisch dar. Da das Nitrat (Salpeter) beim Pökeln durch bakterielle Vorgänge zu Nitrit reduziert wird, setzt die moderne Technologie sogleich Natriumnitrit ein, wodurch sich die Wirkung rascher erzielen läßt, indem das Pökelsalz z. B. in das Blutgefäßsystem dicker Fleischstücke injiziert wird.

Nitrit dient auch zur Haltbarmachung von Fischmehl für Futterzwecke. Man schreibt ihm außer der Stabilisierung des roten Muskelfarbstoffes (Myoglobin wird als Nitrosomyoglobin thermostabil) noch eine spezifische Wirkung auf die gefährlichen anaerob lebenden Erreger des Botulismus zu [61]. Demnach stellt das Nitrit nicht etwa nur ein bedenkliches „Schönungsmittel" dar. Um einen übermäßigen Einsatz in Lebensmitteln zu verhüten, darf aber Nitrit nur in geringer, gesetzlich vorgeschriebener Menge verwendet werden. Die tägliche Aufnahme an Nitrit ist daher gering, man schätzt sie auf etwa 1,5 mg/Tag [62].

Die gesetzlichen Beschränkungen in der Verwendung des Nitritpökelsalzes sind eine Folge der verschiedentlich aufgetretenen Vergiftungen, z. B. durch eine versehentliche Überdosierung oder durch den Genuß von Wurstbrühe. Die hierbei eintretende Schädigung des roten Blutfarbstoffes (Methämoglobinaemie) führt zu einer sehr gefährlichen Vergiftung.

Es erscheint bemerkenswert, daß die gleichen Vergiftungserscheinungen bei Kleinstkindern auftreten können, wenn das zur Bereitung ihrer Nahrung verwendete Trinkwasser durch besondere geologische Verhältnisse einen hohen Nitratgehalt aufweist, das als solches an sich ungiftig ist. Unter ungünstigen Umständen erfolgt jedoch im Darm eine bakterielle Reduktion des Nitrats zu Nitrit, das die Vergiftung auslöst.

Auch die Düngung mit Nitraten kann in analoger Weise zur Ursache einer Nitritvergiftung werden, da manche Pflanzen das Nitrat unverändert aufnehmen und speichern. So kann z. B. Spinat mehr als 500 mg Nitrat in 100 g enthalten [63] und darf dann nicht für die Ernährung von Kleinstkindern in den ersten drei Lebensmonaten verwendet werden, da auch hier im Darm eine Reduktion zu dem gefährlichen Nitrit erfolgen könnte. Mit Ausnahme der Kleinstkinder ist aber mit einer bedenklichen Umwandlung des Nitrats zu Nitrit sonst nicht zu rechnen, nicht einmal in zerkleinertem Spinat oder ähnlichen pflanzlichen Materialien [64].

N-Nitrosamine in der Ernährung

Unabhängig von diesen Möglichkeiten einer unmittelbaren Giftwirkung des Nitrits ist die Bildung von N-Nitrosaminen aus Nitrit bzw. Stickoxiden und geeigneten Aminen. Da die Nitrosierung durch saure Reaktion begünstigt wird, könnte theoretisch das Zusammentreffen der beiden Reaktionspartner im Magen durch den sauren Magensaft die Synthese der Nitrosamine auslösen [65].

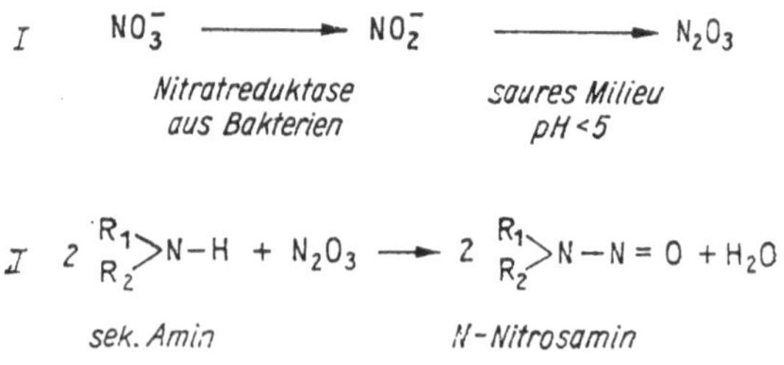

Abb. 3. Schema der N-Nitrosaminbildung

Man findet jedoch bereits in handelsüblichen Lebensmitteln N-Nitrosamine, z. B. in Fleischwaren in 5% der Fälle Mengen von etwa 25 μg/kg. In geräucherten Würsten und Würstchen sind bis zu 80 μg/kg, in Einzelfällen bis zu 100 μg pro kg nachgewiesen worden. Für Länder mit angelsächsischen Eßgewohnheiten ist wichtig, daß gebratener Bacon ebenfalls bis zu 100 μg/kg enthalten kann [66].

Als vorbeugende Maßnahme hat man deshalb in Erwägung gezogen, die Bildung der Stickoxide in Fleischwaren durch gleichzeitigen Zusatz eines stark reduzierenden Stoffes, wie z. B. Ascorbinsäure oder ähnlich gebauter Verbindungen, zu unterdrücken [66, 67, 68].

Die in Lebensmitteln auftretenden Nitrosaminmengen sind im allgemeinen relativ klein. Man findet durchweg Konzentrationen um 1 µg/kg, seltener über 5 µg/kg [69]. In Käse sind 10 µg/kg, in Ausnahmefällen sogar bis 100 µg/kg nachgewiesen worden [60].

Das Merkwürdige ist aber, daß die Nitrosamine immer nur in einzelnen Chargen auftreten, so daß trotz der vielen Untersuchungen bisher kein sicherer kausaler Zusammenhang ermittelt werden konnte. Es ist vielmehr anzunehmen, daß Zufälligkeiten eine ausschlaggebende Rolle spielen. So hat man z. B. bakterielle Vorgänge im Speichel als die eigentliche Ursache verantwortlich gemacht [70].

Andererseits wäre in Betracht zu ziehen, daß reaktive Nebenbestandteile in den Lebensmitteln, wie z. B. Phenole oder Mercaptogruppen, in Konkurrenz mit den Aminen treten und die entsprechenden Stickoxide rascher abfangen könnten als diese [71].

Eine weitere Merkwürdigkeit ist, daß Raucher erhebliche Mengen von Aminen inhalieren, die an sich für die Bildung von Nitrosaminen geeignet sein müßten. Trotzdem ist in ihrem Magensaft kein gesteigertes Auftreten der Nitrosamine zu beobachten [72].

Die Entstehung der N-Nitrosamine in Lebensmitteln oder in der Ernährung überhaupt ist demnach noch voller Unklarheiten. Offenbar spielen viele Faktoren mit, nicht nur der absolute Gehalt an den beiden Reaktionspartnern [73], sondern vielleicht auch die Dauer des Erhitzens oder die Höhe der Temperatur [74, 75]. Oder es handelt sich überhaupt um einen im wesentlichen mikrobiologischen Vorgang ... Auf jeden Fall ist nicht das in der Umwelt entstehende Stickoxid oder das in der Technologie verwendete Nitrit unmittelbar verantwortlich zu machen.

Die aufgenommene Tagesmenge wird auf 1 µg/kg Nahrung geschätzt. Obwohl dies absolut genommen eine sehr geringe Dosis ist, wäre es für eine solche cancerogene Substanz von höchster Toxizität bei Kumulations- oder Summationswirkung eine jedenfalls bedenkliche Menge. Eine Toleranz hat man angesichts der unübersichtlichen Gesamtlage einstweilen noch nicht festlegen können.

Trotz der Schwierigkeiten und der vorerst unüberschaubaren Sachlage und obwohl offensichtlich keine Korrelation zwischen der Menge an N-Nitrosaminen und dem Gehalt an Nitrit oder Nitrat besteht, hat man in einigen Ländern bereits die Verwendung von Nitraten für die Herstellung von Lebensmitteln verboten oder man versucht, die Verwendung von Nitritpökelsalz einzuschränken [76].

Auch auf einem 1973 in Zeist (Niederlande) [77] und einem 1975 von der WHO in Tallinn [78] durchgeführten Symposium konnte nur bestätigt werden, daß trotz umfangreicher und systematischer Untersuchungen sowohl die Entstehung der Nitrosamine in Lebensmitteln wie ihre Bedeutung für den Menschen nach wie vor unklar ist.

Schwierigkeiten bereitet auch die eindeutige analytische Bestimmung, da manche Verfahren, wie z. B. die Polarographie, nur eine Gruppenspezifität besitzen. Auch Dünnschicht- oder Gaschromatographie ermöglichen keine zuverlässige Trennung. Für eine einwandfreie Identifizierung ist daher der Einsatz eines Massenspektrometers erforderlich, doch werden solche kostspieligen physikalischen Geräte für die Zwecke der Lebensmitteluntersuchung nicht überall zur Verfügung stehen. –

VII. Folgerungen

Die aufgeführten Beispiele haben gezeigt, daß viele Lebensmittel in unserer chemisierten und industrialisierten Umwelt unvermeidlich mit schädlichen Stoffen kontaminiert werden. Das bedeutet nicht, daß sie selbst durchweg gesundheitsschädlich geworden sind, im Gegenteil wird durch die Lebensmittelgesetzgebung dafür gesorgt, daß die Schadstoffe nur in gesundheitlich unbedenklichen Mengen geduldet werden. Immerhin erscheint es bedenklich, daß trotzdem die Lebensmittel mit 70% der zugeführten Noxen die Hauptquelle für die Gefährdung der menschlichen Gesundheit darstellen. Die Festlegung der technisch wirklich unvermeidbaren und gesundheitlich unbedenklichen Mengen, wie es der Gesetzgeber vorsieht, stellt daher eine Aufgabe von größter Bedeutung dar.

Unrealistisch ist andererseits die Auffassung, Lebensmittel dürften „überhaupt keine“ Fremdstoffe enthalten. Diese sogenannte „Nulltoleranz“ ist leicht zu realisieren, wenn man so unempfindliche analytische Methoden anwenden würde, daß sie solche Spuren nicht mehr erfassen! Verwendet man aber die moderne Analysentechnik, die eine sichere Bestimmung von µg/kg ermöglicht, gibt es wenig Lebensmittel, die völlig frei von derartigen „fremden Stoffen“ sind. Angestrebt werden kann also nicht eine absolute Reinheit, sondern der in der Praxis erreichbare Reinheitsgrad, der den Anforderungen der Toxikologie gerecht wird (vgl. Tab. 4).

Auch wäre es bei solchen toxischen und womöglich organspezifisch wirksamen Substanzen irreführend, etwa Konzentrationen von < 10 µg/kg als „praktisch nicht vorhanden“ und damit als belanglos zu bezeichnen. Bei der Molmasse der wichtigsten Fremdstoffe (~ 300) entsprechen nämlich noch 0,1 µg etwa $2 \cdot 10^{14}$ Molekülen, die auch in dem großen menschlichen Körper auf molekularer Ebene Schädigungen auslösen können [79].

Tabelle 4

Analytische Erfassungsgrenzen und vorgeschlagene Toleranzen einiger toxikologisch wichtiger Stoffe in Lebensmitteln (µg/kg)

	Toleranzen	Erfassungsgrenze Routine	Erfassungsgrenze erreichbar
3,4-Benzpyren (in Fleischwaren)	1	0,01	0,01
DDT (Gesamt-)	500[1]) 300[2]) 200[3])	20–100	0,1
Aflatoxin B_1	5–30	5	0,04 (M_1)
N-Nitrosamine	keine	10	0,1
Phosphorsäureester	4[3])–20[2])	1–50	0,02

[1]) für Kernobst [2]) für Eier [3]) für Säuglingsnahrung

Im Vergleich zu diesen zufälligen Verunreinigungen ist die Unschädlichkeit der absichtlich verwendeten Zusatzstoffe (Konservierungsmittel, Farbstoffe, Emulgatoren usw.) leichter zu übersehen, da sie erst nach gründlicher toxikologischer Prüfung zugelassen werden.

Die Verschmutzung unseres Planeten, insbesondere der Luft und des Wassers, und das Auftreten von Fremdstoffen in der Nahrung hat eine starke Beunruhigung der Öffentlichkeit hervorgerufen. Die Vielzahl dieser Stoffe erschwert ihre toxikologische Einschätzung, da Wechselwirkungen und Abbauprodukte zur Komplikation des Problems beitragen, was die Besorgnisse noch verstärkt.

Teilweise sind diese Gedankengänge von einem tiefen Zukunftspessimismus mit betont industriefeindlichen und anti-wissenschaftlichen Tendenzen gekennzeichnet. Wenn das Schlagwort „Zurück zur Natur“ auch seit jeher sehr wirkungsvoll gewesen ist, so können solche Nachwirkungen Rousseauscher Gedanken doch wenig zur Lösung des Problems beitragen. Wer möchte denn im Ernst auf die technischen Errungenschaften des XX. Jahrhunderts verzichten? Wie sollte die Ernährung von 7 oder 8 Milliarden Menschen im Jahre 2000 ohne Agrochemikalien gesichert werden?

Nützlicher als solche Spekulationen dürften daher konkrete Maßnahmen zum Umweltschutz und zur Verhütung einer weiteren Verschlechterung der Situation sein. Damit würden wir der Folgerung entsprechen, die schon Candide und seine Freunde zogen: „nicht zu räsonieren, sondern Hand anzulegen, um den Garten zu bebauen“. Eine solche praktische Wirksamkeit dürfte auch im Sinne von Leibniz sein, denn er wollte, daß „alle Akademien das Glück der Menschen fördern sollten“. Und was könnte wichtiger für das Glück des Menschen sein als Gesundheit und Schaffenskraft, die durch die Fernhaltung solcher schädlichen Stoffe gesichert werden.

Trotz des pragmatischen Charakters dieses Gebietes der angewandten Chemie erscheint es nötig, einige grundsätzliche Folgerungen aus dem derzeitigen Stand zu ziehen:

(1) Die Gesetzgebung auf diesem Gebiet muß dafür Sorge tragen, daß nicht durch die uneingeschränkte Verwendung von Chemikalien oder durch fehlerhafte Technologien die Mengen der Schadstoffe in der Nahrung erhöht werden. Dabei ist es nicht sinnvoll zu fordern, daß die Lebensmittel absolut frei von derartigen Kontaminationen sein sollen, da sich Industrieabgase oder die Abgase der Verbrennungsmotoren nicht von den landwirtschaftlichen Flächen oder von den Lebensmittel produzierenden Betrieben fernhalten lassen. Ebensowenig kann die Landwirtschaft auf die Anwendung von Insektiziden oder anderen Agrochemikalien verzichten.

Besonders wichtig für die gesetzliche Entwicklung und die Überwachung der Lebensmittel bei Ex- und Importen sind jedoch international übereinstimmende Festlegungen über annehmbare Höchstmengen für Rückstände und sonstige Kontaminanten.

(2) Die Lücken unseres Wissens vor allem auf toxikologischem Gebiet machen es erforderlich, die Lebensmitteltoxikologie und die wissenschaftlichen Arbeiten über die Wirkung und den analytischen Nachweis von Rückständen, Zusatzstoffen und sonstigen Lebensmittelkontaminanten auszubauen und zu fördern. Entsprechend der raschen Vermehrung der Probleme muß die Lebensmitteltoxikologie mit entsprechenden Kapazitäten ausgestattet werden, damit sie nicht länger als „unterentwickelte Wissenschaft" betrachtet werden kann [25, 80]. Wegen der Komplexität dieser Problematik und in Hinblick auf die hohen Kosten ist es sicherlich notwendig, international koordinierte Programme aufzustellen und durch Arbeitsteilung die Lösung zu beschleunigen.

Da es grundsätzlich nicht möglich ist, in Tierversuchen die absolute Unschädlichkeit eines Zusatzstoffes oder eines Rückstandes für die menschliche Gesundheit nachzuweisen, ist auch der Grad der Sicherheit nicht genau anzugeben. Trotzdem läßt sich durch die Festlegung von ADI-Werten, Toleranzen und ähnlichen Zahlen für praktische Zwecke eine Präzisierung erreichen.

(3) Die wissenschaftlichen Kapazitäten der mit der Lebensmitteluntersuchung beauftragten Institutionen sollten nicht nur für die routinemäßige Überprüfung und die Kontrolle der Einhaltung von Toleranzen verwendet werden, sondern ihnen wären umfassende Erhebungen über die Schadstoffe in den Lebensmitteln zu übertragen, um potentielle Gefahren rechtzeitig zu erkennen. Die apparative Ausrüstung dieser Einrichtungen wäre ihren Aufgaben entsprechend auszubauen. Die klassische Aufgabe des Lebensmittelchemikers, schädliche Stoffe in der Nahrung zu erkennen, erfährt also unter den heutigen Bedingungen der industriell hochentwickelten Gesellschaft eine Neubelebung.

Während früher Blei oder Zink in Wasserleitungen oder den Glasuren des Tongeschirres zu kontrollieren waren, müssen heute Kontaminanten und Rückstände in den Nahrungsgütern quantitativ in den winzigsten Mengen bestimmt werden.

VIII. Schluß

Der Schutz des Menschen erfordert auch auf diesem Gebiet gemeinsames Handeln und internationale Koordinierung. Dabei ist hoffnungsvoll, daß in der sozialistischen Gesellschaft die Sicherung der Arbeits- und Lebensbedingungen der Bürger ein voranstehendes Ziel der Staats- und Wirtschaftsorgane ist [81]. Die Erkennung einer solchen Gefahr wird gleichbedeutend mit ihrer systematischen Bearbeitung auf wissenschaftlicher Grundlage und ihrer Abstellung durch entsprechende staatliche Maßnahmen.

Wie der Mensch in seinen früheren Entwicklungsphasen die Gefahren der natürlichen Umwelt stufenweise ausgeschaltet hat und zunächst mit wilden Tieren, dann mit den Mikroben fertig zu werden wußte, so wird es ohne Zweifel auch möglich sein, die bedrohlichen Veränderungen der Umwelt infolge der raschen Industrialisierung durch entsprechende Gegenmaßnahmen zu verhüten und damit auch die Produktion von Lebensmitteln *ohne* Kontaminanten und Schadstoffgehalt zu ermöglichen.

Wir wissen heute, daß nicht die „böse Luft“ das Sumpffieber hervorruft. Aber die Abhängigkeit der Nahrung von der Umwelt ist nicht zu übersehen. Da andererseits alle Nahrungsbestandteile in den menschlichen Körper übergehen, müssen wir die Ausschaltung dieser Gefahren anstreben, damit die Lebensmittel wirklich uneingeschränkt das Leben, d. h. Gesundheit und Schaffenskraft, aufrecht erhalten können.

Klarer als die Anhänger der Miasmenlehre hat der Physiker Georg Christoph Lichtenberg schon 100 Jahre vor Pettenkofer und Virchow die Zusammenhänge zwischen der Umwelt, dem Klima und der Ernährung erfaßt, als er 1765 schrieb:

> „Die Speisen haben vermutlich einen sehr großen Einfluß auf den Zustand des Menschen ... der Wein äußert seinen Einfluß mehr sichtbarlich, die Speisen tun es langsamer, aber vielleicht ebenso gewiß ... wer weiß ... ob nicht die Speisen das tun, was wir den Einfluß des Klimas nennen“.

LITERATUR

[1] Gesetz über die Gestaltung der soz. Landeskultur in der DDR vom 14. 5. 1970
[2] Gesetz über den Verkehr mit Lebensmitteln und Bedarfsgegenständen vom 30. 11. 1962 (LMG)
[3] § 4 LMG
[4] MEYERS Lexikon
[5] FRITZ, W., und R. ENGST: Technik und Umweltschutz **2**, 97 (1972)
[6] FRITZ, W., und R. ENGST: Z. ges. Hyg. u. Grenzgeb. **17**, 271 (1971)
[7] GRIMMER, G., und A. HILDEBRANDT: Z. Krebsforsch. **69**, 223 (1967)
[8] FRITZ, W.: Nahrung **18**, 83 (1974)
[9] SOOS, K., und G. HAJDN: Egeszsegtudomany **18**, 325 (1974)
[10] FRITZ, W.: Ernährungsforsch. **20**, 49 (1975)
[11] FRITZ, W.: Nahrung **18**, 83 (1974)
[12] EDWARDS, C. A. (Edit.): Environmental Pollution, London—New York, 1973, Plenum Press, S. 361
[13] REPETTO, M., und D. MARTINEZ: J. Eur. Toxicol. **7**, 234 (1974)
[14] TOTH, L.: Dtsch. Lebensmittel-Rdsch. **68**, 147 (1972)
[15] EDWARDS, C. A. (Edit.): loc. cit. [12], S. 411
[16] SCHLATTER, CH.: Mitt. Gebiete Lebensmittelunters. Hyg. **66**, 51 (1975)
[17] ref. Angewandte Chem. Nachr. **19**, 181 (1971)
[18] ADDIS, G., u. a.: Nature (London) **252**, 120 (1974)
[19] DILLON, H. K., u. a.: Am. J. Dis. Child. **128**, 491 (1974); ref. Chem. Abstr. **82**, 81295
[20] LAUTERBACH, K., u. a.: Nahrung **18**, 461 (1974)
[21] WEISS, H. V., u. a.: Science (Washington) **174**, 692 (1971)
[22] WHEATLY, G. A., in C. A. EDWARDS (Edit.): loc. cit. [12], S. 368
[23] ref. Ernährungs-Umschau **22**, 216 (1975)
[24] WOIDICH, H.: Elelmiszervisgalati **20**, 233 (1975)
[25] ACKER, L., in: Umweltschutz und Lebensmittel, Hrsg. K. G. BERGNER, Karlsruhe, 1973, Verlag C. G. MÜLLER
[26] KEANE, W. T.: Sci. Tot. Environment **1**, 141 (1972)
[27] EDWARDS, C. A., (Edit.): loc. cit. [12], S. 283
[28] HICKEY, J. J., und D. W. ANDERSON: Science (Washington) **162**, 271 (1968)
[29] STICKEL, L. F., in C. A. EDWARDS (Edit.): loc. cit. [12], S. 301
[30] ENGST, R., und R. KNOLL: Nahrung **17**, 837 (1973)
[31] EDWARDS, C. A., (Edit.): loc. cit. [12], S. 247

[32] Schröder, D., in Barrekette: Pollution, New York—London, 1973, Plenum Press, S. 186
[33] Griffith, E. Q., u. a.: Nature (London) **207**, 726 (1965)
[34] Borneff, J.: Zbl. Bakteriol. Hyg. I. Abt. Orig. B **155**, 220 (1971)
[35] Quinby, D. E., u. a.: Nature (London) **207**, 726 (1965)
[36] Engst, R.: Nahrung **15**, 815 (1971)
[37] Engst, R., und R. Knoll: Pharmazie **24**, 673 (1969)
[38] Knoll, W., und S. Jayaraman: Nahrung **17**, 599 (1973)
[39] Engst, R., und R. Knoll: Pharmazie **27**, 526 (1972)
[40] Radomski, J. L., u. a.: Food Cosmet. Toxicol. **6**, 209 (1968)
[41] Anordnung über Rückstände von Pflanzenschutzmitteln vom 28. Juni 1971
[42] Acker, L., und E. Schulte: Naturwissenschaften **57**, 497 (1970)
[43] Acker, L.: loc. cit. [25], S. 13
[44] Cremer, H.-D.: Ernährungs-Umschau **20**, 75 (1973)
[45] Fishbein, L.: Sci. Total Environment **1**, 211 (1972)
[46] Bösenberg, H.: Naturwissenschaften **56**, 351 (1969)
[47] Engel, G.: Milchwissenschaft **30**, 588 (1975)
[48] ref. Naturwiss. Rdsch. **16**, 315 (1963)
[49] Janicki, J., u. a.: Nahrung **18**, 27 (1974)
[50] Krug, G., und B. Teichmann: Nahrung **19**, 255 (1975)
[51] Kiermeier, F., u. a.: Dtsch. Lebensmittel-Rdsch. **71**, 35 (1975)
[52] Strelecki, E. L., und U. W. Gasiorowska: Zentralbl. Veterinärmed. Reihe B, **21**, 395 (1974); ref. Chem. Abstr. 82, 133750
[53] Shotwell, O. L., u. a.: Cereal Chem. **51**, 492 (1974)
[54] Sarasin, A., und Y. Moule: Eur. J. Biochem. **54**, 329 (1975)
[55] Pai, M. R., u. a.: Chem.-Biol. Interact. **10**, 123 (1975)
[56] ref. Ernährungs-Umschau **22**, 212 (1975)
[57] Frank, H. K.: Das Mykotoxinproblem bei Lebensmitteln und Getränken, 1974 (ref. Milchwiss. **29**, 754 (1974))
[58] Druckrey, H., u. a.: Z. Krebsforsch. **69**, 103 (1967)
[59] Gläser, E.: Dissert. TU Dresden, 1970
[60] Freimuth, U., und E. Gläser: Nahrung **14**, 357 (1970)
[61] Friedman, L.: Proc. Meat Ind. Conf. 1973, 11
[62] Sander, J.: Arch. Hyg. Bakteriol. **151**, 22 (1967)
[63] Siciliano, J., u. a.: J. agric. Food Chem. **23**, 461 (1975)
[64] Heisler, E. G., u. a.: J. agric. Food. Chem. **22**, 1029 (1974)
[65] ref. Ernährungs-Umschau **16**, 177 (1969)
[66] Möhler, K., und E. Hallermayer: Z. Lebensmittel-Unters. u. -Forsch. **156**, 206 (1974)
[67] Mottram, D. S., u. a.: J. Sci. Food Agric. **26**, 47 (1975)
[68] Fiddler, W., u. a.: J. Food Sci. **38**, 1084 (1974)
[69] Tannenbaum, St. R., und T. Y. Fan: Proc. Meat Industr. 1973, 1
[70] Ayanabe, A., u. a.: J. Envir. Quality **3**, 83 (1974)
[71] Cantoni, C., u. a.: Ind. Aliment. **13**, 118 (1974); ref. Chem. Abstr. **82**, 119912
[72] Schweinsberg, F.: WHO: N-Nitroso Compounds, News Letters **5**, 17 (1974)

[73] GRAY, J. I., u. a.: J. Food Sci. **39**, 474 (1974)
[74] SEN, N. P., u. a.: J. agric. Food. Chem. **22**, 1125 (1974)
[75] NAGATA, Y., und A. MIRNA: Fleischwirtschaft **54**, 1781 (1974)
[76] RAGNARSSON, J. O.: Timarit Verkfraedingafelags Isl. **59**, 57 (1974); ref. Chem. Abstr. **83**, 7202
[77] Proceedings of the International Symposium on Nitrite in Meat Products, Zeist 1973, Ed. B. KROL u. B. J. TINBERGEN, Waageningen, Centre for Agricultural Publishing and Documentation
[78] GROENEN, P. J., u. a.: IARC-Tagung Analysis and Formation of N-Nitroso Compounds, Tallinn 1975
[79] OSER, B. L.: Food Techn. **29** (1), 45 (1975)
[80] ENGST, R.: Ernährungsforschung XVI, 201 (1971)
[81] Beschluß des Obersten Sowjets der UdSSR vom 20. Sept. 1972 „Über Maßnahmen der weiteren Verbesserung des Umweltschutzes und zur rationellen Nutzung der natürlichen Ressourcen".

SITZUNGSBERICHTE DER SÄCHSISCHEN AKADEMIE DER WISSENSCHAFTEN ZU LEIPZIG

MATHEMATISCH-NATURWISSENSCHAFTLICHE KLASSE

Band 107

Heft 1 Prof. Dr. OTT-HEINRICH KELLER, Die Homologiegruppen der Flächen 3. Ordnung
1965. 15 Seiten — 8° — M 2,30

Heft 2 Prof. Dr. FRANZ RUNGE, Grignard und die nach ihm benannte Synthese
1966. 17 Seiten — 3 Abbildungen — 8° — M 2,30

Heft 3 Prof. Dr. KARL SCHMALFUSS, Zur Kenntnis der Bodenbildung
1966. 13 Seiten — 4 Tabellen — 8° — M 1,40

Heft 4 Dr. BODO RENSCHUCH, Verallgemeinerungen des Bezoutschen Satzes
1966. 41 Seiten — 8° — M 4,50

Heft 5 Prof. Dr. med. ROLF EMMRICH, Realität und Theorie des Alterns
1966. 20 Seiten — 9 Abbildungen — 8° — M 2,60

Heft 6 Prof. Dr. WILHELM MAIER, Nichteuklidische Volumina
1967. 20 Seiten — 16 Abbildungen — 8° — M 2,80

Heft 7 Dr. LOTHAR VON WOLFERSDORF, Zur Berechnung optimaler Strategien für Spiele über dem Einheitsquadrat mit an der Hauptdiagonalen unstetigen Auszahlungsfunktionen
1968. 53 Seiten — 8° — M 5,70

Band 108

Heft 1 Prof. Dr. PAUL GÖRLICH / Dipl. Phys. DETLEF GÜLDNER / Dr. HANS-JOACHIM POHL, „Elektronische Spektralmessung“ mit steuerbaren Photovervielfachern
1967. 12 Seiten — 9 Abbildungen — 1 Tabelle — 8° — M 2,10

Heft 2 Prof. Dr. MANFRED GERSCH, Neuroendokrinologie der Insekten
1968. 33 Seiten — 12 Abbildungen — 1 Kunstdrucktafel — 8° — M 4,—

Heft 3 Prof. Dr. HASSO ESSBACH, Die Bedeutung der Morphologie in der Heilkunde
1968. 16 Seiten — 1 Textabb. — 13 Abb. auf 8 Kunstdrucktaf., davon 11 vierfarbig — 8° — M 12,80

Heft 4 Prof. Dr. OTT-HEINRICH KELLER, Über eine Definition von S. Lefschetz in der topologischen Schnittheorie
1969. 29 Seiten — 1 Abb. — 8° — M 4,20

Heft 5 Prof. Dr. WOLFGANG TUTSCHKE, Das Reziprozitätstheorem für eine Klasse pseudoholomorpher Funktionen mehrerer komplexer Variabler
1969. 19 Seiten — 8° — M 3,30

Heft 6 Prof. Dr. WALTER BREDNOW, Von Lavater zu Darwin
1969. 31 Seiten — 14 Abbildungen im Anhang — 8° — M 5,50

Heft 7 Prof. Dr. FRANZ RUNGE, Organische Disulfimide in Wissenschaft und Technik
1970. 24 Seiten — 2 Abbildungen — 8° — M 3,60

Band 109

Heft 1 Prof. Dr. ERICH RAMMLER, Über die Theorien der Braunkohlenbrikettentstehung
1970. 38 Seiten — 13 Abb., davon 2 auf 2 Tafeln — 8° — M 4,—

Heft 2 Prof. Dr. WOLFGANG TUTSCHKE, Stammfunktionen komplexwertiger Funktionen
1970. 20 Seiten — 8° — M 3,70

Heft 3 Dr. habil GÜNTHER EISENREICH, Zur Syzygientheorie und Theorie des inversen Systems perfekter Ideale und Vektormodule in Polynomringen und Stellenringen
1970. 88 Seiten — 8° — M 10,80

Heft 4 Prof. Dr. med. ROLF EMMRICH, Hochdruck und Hyperlipidämie (Hypercholesterinämie) als Risikofaktoren für die Entstehung der Arteriosklerosen
1971. 23 Seiten — 10 Abbildungen — 4 Tabellen — 8° — M 3,90

Heft 5 Prof. Dr. HANS DRISCHEL, Biologische Rhythmen
1972. 57 Seiten — 31 Abbildungen — 1 Tabelle — 8° — M 6,60 (*vergriffen*)

Heft 6 Prof. Dr.-Ing. Dr. h. c. KURT SCHWABE, Konzentrierte Elektrolytlösungen — Thermodynamische und kinetische Eigenschaften
1972. 49 Seiten — 27 Abbildungen — 2 Tabellen — 8° — M 7,50

Heft 7 Prof. Dr. WOLFGANG TUTSCHKE, Konstruktion von globalen Lösungen mit vorgeschriebenen Singularitäten bei partiellen komplexen Differentialgleichungssystemen
1972. 24 Seiten — 8° — M 4,50

Band 110

Heft 1 Prof. Dr. Dr. h. c. PAUL GÖRLICH, Über die Laser und ihre Anwendung
1972. 24 Seiten – 8° – M 2,30 (*vergriffen*)

Heft 2 Prof. Dr. HASSO ESSBACH, Zum Problem der Tumoren im Kindesalter
1972. 24 Seiten – 11 Abbildungen auf 10 Kunstdrucktafeln – 8° – M 6,–

Heft 3 Prof. Dr. med. WALTER BREDNOW, Zur Anthropologie des Schwindels
1973. 17 Seiten – 2 Abbildungen auf 2 Kunstdrucktafeln – 8° – M 2,50

Heft 4 Prof. Dr. Dr. h. c. PAUL GÖRLICH, Betrachtungen über den Wissenschaftlichen Gerätebau
1972. 39 Seiten – 8° – M 3,–

Heft 5 Prof. Dr. ERICH RAMMLER, Einige Betrachtungen über Erdgas
1974. 43 Seiten – 8 Abbildungen – 3 Tabellen – 8° – M 4,50

Heft 6 Prof. Dr. GUSTAV E. R. SCHULZE, Zur Rolle des Einfachheitsprinzips im physikalischen Weltbild
1974. 23 Seiten – 4 Abbildungen – 8° – M 2,50

Heft 7 Prof. Dr. med. ROLF EMMRICH, Zwischen Leben und Tod. Ärztliche Probleme der Thanatologie
1974. 22 Seiten – 2 Abbildungen – 4 Tabellen – 8° – M 3,50

Band 111

Heft 1 Prof. Dr. WILHELM MAIER, Vom Erbe Bernhard Riemanns 1975. 16 Seiten – 8° – M 2,50

Heft 2 Prof. Dr. med. HANS DRISCHEL, Organismus und geophysikalische Umwelt
1975. 50 Seiten – 25 Abbildungen – 1 Tabelle – 8° – M 7,–

Heft 3 Prof. Dr. MARIA HASSE, Zum Begriff des allgemeinen Produkts von Kategorien
1975. 32 Seiten – 8° – M 5,–

Heft 4 Prof. Dr.-Ing. Dr. h. c. KURT SCHWABE, Analytische Probleme des Umweltschutzes
1975. 28 Seiten – 9 Abbildungen – 2 Tabellen – 8° – M 3,50

Heft 5 Prof. Dr. WOLFGANG BUCHHEIM, Die kopernikanische Wende und die Gravitation
1975. 36 Seiten – 2 Farbtafeln – 8° – M 5,–

Heft 6 Prof. Dr. HERMANN BERG, Photopolarographie und Photodynamie
1975. 19 Seiten – 2 Abbildungen – 2 Tabellen – 8° – M 3,–

Heft 7 Prof. Dr. MANFRED GERSCH, Probleme der Insektizide aus heutiger Sicht
1975. 36 Seiten – 9 Abbildungen – 2 Tabellen – 8° – M 4,–

Band 112

Heft 1 Prof. Dr. WALTER BREDNOW, Spiegel, Doppelspiegel und Spiegelungen – eine „wunderliche Symbolik" Goethes 1975. 28 Seiten – 4 Abbildungen – 8° – M 3,–

Heft 2 Prof. Dr. ARTUR LÖSCHE, Über negative absolute Temperaturen
1976. 26 Seiten – 12 Abbildungen – 8° – M 4,–

Heft 3 Prof. Dr. med. HERBERT JORDAN, Kurorttherapie: Prinzip und Probleme
1976. 31 Seiten – 10 Abbildungen – 8° – M 4,50

Heft 4 Prof. Dr. FRIEDRICH WOLF / Dr. PETER FRÖHLICH, Zur Druckabhängigkeit von Ionenaustauschreaktionen 1977. 13 Seiten – 6 Abbildungen – 1 Tabelle – 8° – M 2,–

Heft 5 Prof. Dr. DIETRICH UHLMANN, Möglichkeiten und Grenzen einer Regenerierung geschädigter Ökosysteme 1977. 50 Seiten – 20 Abbildungen – 2 Tabellen – 8° – M 6,50

Heft 6 Prof. Dr. ERICH RAMMLER, Zwei Jahrzehnte Entwicklung des Einsatzes der Energieträger Kohle und Erdöl im Weltmaßstab 1977. 29 Seiten – 6 Abbildungen – 4 Tabellen – 8° – M 4,–

Heft 7 Prof. Dr. ULRICH FREIMUTH, Umweltprobleme in der Ernährung (*Vorliegendes Heft*)

Band 113

Heft 1 Prof. Dr. ERICH LANGE, Allgemeingültige Veranschaulichung des II. Hauptsatzes (*In Vorbereitung*)

Einzel- oder Fortsetzungsbestellungen durch eine Buchhandlung erbeten
Sitzungsberichte bis Band 106
durch das Zentralantiquariat der Deutschen Demokratischen Republik, Leipzig,
ab Band 107 durch den Akademie-Verlag, Berlin, zum Teil noch lieferbar

AKADEMIE-VERLAG

DDR-108 Berlin, Leipziger Str. 3–4

Kolibri 360 GmbH
Ferdinand-Jühlke-Straße 7
99095 Erfurt, Deutschland
produktsicherheit@kolibri360.de